SUR LE DANGER DE LA LECTURE DES LIVRES DE MÉDECINE
PAR LES GENS DU MONDE

PAR

PIERRE-ADOLPHE PIORRY

Nielrow Éditions – Dijon – 2018

ISBN: 978-2-9559619-9-5

DISSERTATION
SUR LE DANGER
DE LA LECTURE DES LIVRES DE
MÉDECINE
PAR LES GENS DU MONDE

Présentée et soutenue à la Faculté de Médecine de Paris, le 12 juin 1816, pour obtenir le grade de Docteur en médecine.

PAR P. A. PIORRY, de Poitiers,
Département de la Vienne

Élève de la seconde classe de l'École pratique ; Membre de la Société d'Instruction médicale ; Membre associé correspondant de l'Athénée des Sciences, Belles-Lettres et Beaux-Arts ; ex-Chirurgien à l'armée d'Espagne.

Quod gladius in manu furiosi, id liber medicus est artis imperitis.
Tout comme une épée dans une main pleine de rage, est un livre de médecine dans les mains de ceux qui en ignorent l'art.
Tulpii, Obs. Med., lib. 4.

A PARIS
DE L'IMPRIMERIE DE DIDOT JEUNE
Imprimeur de la Faculté de Médecine, rue des Maçons
Sorbonne, n° 13.

1816

TABLE

PREAMBULE

Le mémoire qui suit a permis à Pierre-Adolphe Piorry en 1816 d'officialiser ses débuts dans la carrière de médecin, lui qui n'était que chirurgien dans l'armée d'Espagne de 1810 à 1812. Les officiers de santé, médecins, chirurgiens et pharmaciens militaires n'étaient pas spécialement recrutés parmi des personnels de santé compétents du civil ; il leur suffisait souvent d'en faire la demande pour échapper au mauvais sort commun aux guerres napoléoniennes ; un brevet pouvait être délivré au futur praticien après trois mois passés à l'École de médecine. Et le manque d'effectifs de santé n'arrangeant pas les choses, beaucoup d'officiers de santé qui furent enrôlés, n'auraient jamais dû l'être ; ils ne firent donc que plus de dégâts encore parmi les blessés des troupes de Napoléon.

Mais heureusement, parmi ces volontaires, il y en eu qui, par la suite, persévérèrent dans la médecine, comme le fit Piorry, qui fut l'élève d'un bon nombre de sommités d'alors, tels Pinel, Corvisart, Roux, Bichat, et qui subit l'influence de ses contemporains dont Laënnec. Il lit et écrit et s'essaie à de nombreux concours pour parvenir à être agrégé en 1826, Sa carrière prend de l'élan avec sa technique de *percussion médiate*, à l'instar de l'*auscultation médiate* de Laënnec. Il perfectionne même le stéthoscope rudimentaire (un cylindre) de ce dernier en lui associant un plessimètre (disque plat et percuteur), destiné à sa pratique nouvelle dans la médecine du siècle, mais disons-le pas si nouvelle dans l'histoire médicale de l'humanité, sachant que rien ne surgit du néant concernant les découvertes, et cela vaut pour Laënnec comme pour Piorry, leurs inventions ayant eu, elles aussi, leurs précurseurs, notamment Morgagni et Avenbrugger.

D'un esprit novateur, Pierre-Adolphe Piorry se devait d'avoir des contradicteurs, sinon des ennemis. Et il en eut beaucoup, ce qui explique ses échecs nombreux dans les concours qu'il passa, et sa "démission" plus tard. Sa philosophie était qu'un médecin ne peut pas rester immobile dans le mouvement général du progrès ; ce qui signifiait que l'enseignement des Anciens et moins anciens était à revoir ; évidemment cela ne plut pas à tout le monde dans ce monde de praticiens hostiles au progrès lequel était susceptible de bouleverser leur confort professionnel, où la jalousie régnait alors, où le mandarinat non déclaré mais de fait régnait en même temps et déterminait des polémiques plus ou moins éloignées des intérêts des malades et de la médecine. Mais les choses ne changent pas vite, et l'époque moderne en connaît quelque chose, elle aussi et encore.

Qu'il demande une modification du langage utilisé par l'École de médecine, galimatias, grammaire de docteurs embrouillée sans lien avec les maladies, fit du bruit chez les conservateurs. Piorry proposait alors une méthode pour nommer d'une manière scientifique et précise les maladies, et applicable par tous les praticiens. Bien entendu beaucoup se sentirent visés dans ce qui put paraître une attaque – les mots de Piorry n'étaient peut-être pas très prompts à les amener à ses vues – et ne furent guère enclin à enterrer toutes les haches de guerre déterrées les années auparavant.

Quoi qu'il en soit, Piorry est démissionné en 1866 par le doyen de la Faculté sous les auspices du ministre Duruy, pour atteinte de limite d'âge, au grand dam du médecin qui se bat, mais qui au final, ne peut légalement rien obtenir.

Disons-le, l'affaire n'est pas si claire qu'il faille donner entièrement raison à Piorry. Car il est certain qu'il s'agissait d'une affaire de prestige et de gros sous, sachant que notre médecin avait alors largement l'âge pour faire valoir ses droits à une pension de retraite. On sait des professions où l'on se sent très vite propriétaire de sa fonction et parfois même des murs où l'on travaille.

Mais Piorry avait de la ressource et continua dans la matière médicale son oeuvre de réformateur, au travers, entre autres, d'une revue nouvelle *l'événement médical*, qui lui servit de tribune.

Nielrow

Bibliographie non exhaustive

Bulletin clinique (1834)
Bulletin de l'académie impériale de médecine
(1824-1868)
Clinique médicale de la Pitié et de la Salpêtrière
(1833-1835)
Considérations générales sur l'enseignement
clinique (1860)
De la percussion médiate (1837)
De la doctrine des états organopathiques de la
nomenclature organopathologique (1855)
De la fièvre puerpérale (1858)
De l'irritation encéphalique des enfants (1823)
De la scrofule (1867)
De l'hérédité dans les maladies (1840)
Des habitations et de l'influence de leurs dipositions
sur l'homme, en santé et en maladie (1838)
Dictionnaire des Sciences médicales (1818-1822)
Dieu, l'âme et la nature (1854)
Discours sur l'organiscisme, le vitalisme et le
psychisme (1860)
Discussion du traitement de la fièvre puerpérale
(1858)
Dissertation sur le danger de la lecture des livres de
médecine par les gens du monde (1816)
Dissertation sur les généralités de la médecine
clinique (1831)
Du procédé opératoire à suivre dans l'exploration
des organes par la percussion médiate (1831)
Exposé analytique des principaux travaux
d'anatomie, de physiologie, d'hygiène, de chirurgie,

de diagnostic, de médecine pratique et de littérature
philosophique (1864-1867)
La médecine du bon sens (1864-1867)
Mémoire sur la migraine (1831)
Mémoire sur le vertige (1875)
Notice biographique sur le Dr Victor Bally (1866)
Procédé opératoireà suivre dans l'exploration des
organes par la percussion médiate (1832-1834)
Traité de médecine pratique (1841-1851)
Traité de diagnostic et de séméiologie (1837)
Traité de plessimétrisme et d'organographisme
(1866)
Traité des altérations du sang (1843)
L'événement médical

AVANT-PROPOS SUR LE DANGER DE LA LECTURE DES LIVRES DE MÉDECINE PAR LES GENS DU MONDE

Il s'agit d'un curieux mémoire, dont une des conclusions est que s'informer sur des syptômes que l'on ressent ou croit ressentir porte à se croire affecté de toutes les maladies du monde, est aujourd'hui communément admise, mais qui demanderait quand même à être analysée plus avant. Au XIXe siècle, on pouvait se sentir atteint de phtisie, d'irritation ou d'inflammation, de fièvres diverses, mais qui n'auraient aujourd'hui plus d'écho chez personne, tout simplement parce que ces maladies ne sont plus à la mode, voire ont changé de terminologie. Le XXe siècle fut psychologique, puis découvrit sur le tard que le plus célèbre des psychologues, Sigmund Freud, n'avait jamais guéri personne et n'avait que pris son cas pour une généralité philosophique en matière de médecine. On se rabattit donc au XXIe, sur les allergies mise tout autant à la mode : gluten, acariens, chaud, froid, enfin tout. Restent quelques scories comme le cancer, mais comme il est de multiples cancers, on généralise d'autant plus, où encore le sida. Pendant ce temps, pas un seul laboratoire n'a été fichu de vaincre le coryza, lui aussi dû aux agents pathogènes multiples mais dont on peut venir à bout d'une manière simplissime. Ce qui signifie que le vulgaire, comme le nomme Piorry se débrouille tout seul, avec ou sans traité de médecine dans les trois quarts des cas.

Il effleure le cas des guérisseurs, sachant qu'en son temps la médecine était pratiquée par beaucoup de gens qui n'avaient jamais étudié quoi que ce soit, des empiriques en somme, mais qui obtenaient cependant des résultats supérieurs aux médecins titrés par l'École de médecine de Paris. Nous ne le suivrons pas partout dans ses assertions ; il y a, dans ce qu'il écrit ici, à prendre et à laisser. Ne serait-ce que le côté philosophique dont il se réclame et un de ses sujets les plus traités : la liberté des individus qui ont le droit de se soigner comme ils l'entendent ou de ne pas se soigner, ou de faire appel à des gens hors du cercle officiel. Mais Piorry, à son crédit, ne s'en tient pas là, et aborde par exemple, également le cas des médecins eux-mêmes face à leurs propres maladies. Peuvent-ils se soigner eux-mêmes ? Evidemment, si la réponse est négative, elle le sera d'autant plus pour le citoyen lambda, non averti des difficultés d'interprétation des symptômes.

Pierre-Adolphe Piorry dénonce les charlatans, qui sont de toutes époques certes, mais omet une mention aux rebouteux des campagnes et autres guérisseurs qui ont des siècles durant subvenu à la santé du peuple d'une manière efficace contrairement aux docteurs de médecine qui se masturbaient idéologiquement sur les humeurs, les feux, et autres balivernes et qui ont tué plus de gens qu'ils n'en ont guéris.

On pensera ce qu'on voudra de ce texte, toujours est-il qu'il amène à la réflexion aujourd'hui encore.

Nielrow

DISSERTATION
SUR LE DANGER
DE LA LECTURE DES LIVRES
DE MÉDECINE
PAR LES GENS DU MONDE

AVANT-PROPOS

Incertain sur le choix du sujet de mon acte inaugural, j'avais d'abord jeté les yeux sur quelques maladies qui s'étaient plus fréquemment offertes à mon observation ; mais en parcourant la collection des thèses soutenues à la Faculté, j'ai promptement rencontré des dissertations sur ces affections ; elles y sont mieux traitées sans doute que je ne l'aurais pu faire. Frappé depuis longtemps des inconvénients graves qui résultent de la lecture des ouvrages de l'art par le vulgaire, j'ai cru pouvoir présenter quelques réflexions sur ce sujet, qui exigerait un travail plus complet. Si quelques-unes de mes idées peuvent me mériter le suffrage de mes juges, je croirai avoir rempli dignement ma tâche.

DISSERTATION

Pour mettre de la clarté dans le plan que le me propose de suivre, j'envisagerai les inconvénients qui peuvent résulter de la lecture des ouvrages de médecine : 1.° pour soi-même, en santé ou en maladie ; 2.° pour les autres, dans l'état pathologique ou physiologique. Je joindrai des observations aux propositions que je me serai faites, et j'en tirerai les conclusions qui me paraîtront les plus justes : heureux si je puis me mettre au niveau de mon sujet, et parvenir dignement au but que je désire atteindre !

Dangers de la lecture des livres de médecine, pour soi-même, dans l'état de santé.

1.° L'interprétation d'un ouvrage de médecine peut être tellement absurde, qu'on croie être atteint d'une maladie dont on n'est pas affecté.

2.° Le vulgaire est exposé à puiser des préceptes vicieux dans certains ouvrages d'hygiène, dont il ne peut apprécier la valeur.

PIERRE-ADOLPHE PIORRY

1.° *L'interprétation d'un ouvrage de médecine peut être tellement absurde, qu'on croie être atteint d'une maladie dont on n'est pas affecté.*

C'est avec raison que *Lebègue de Presle*, dans un ouvrage intitulé, *le Conservateur de la santé*, et où il dit quelques mots sur le danger des livres de médecine, remarque « que, dans l'état de santé, il est impossible de ne pas ressentir de temps en temps des douleurs plus ou moins vives, douleurs éphémères qu'on oublie bientôt ; mais, ajoute-t-il, il n'en est pas de même quand on a lu la description des maladies ; on croit reconnaître celle dont on a parcouru l'histoire, et bientôt on s'imagine en être atteint. » Telle est en effet la force de l'imagination, qu'elle exagère les sensations, et qu'elle se crée de vains fantômes. Les jeunes gens qui se livrent à l'étude de l'art de guérir nous offrent un triste exemple de cette vérité ; à croire les élèves, il en est peu parmi eux qui ne soient frappés d'une maladie incurable ; chez l'un, c'est une phtisie laryngée qui se déclare ; tel autre porte un anévrisme du coeur, et, dans un troisième, la consomption pulmonaire est évidente, etc. Citerai-je l'observation dont un de mes amis fait le sujet ?

B..., étudiant en médecine, doué de cette sensibilité exaltée, source de tant de chagrins, d'une taille élevée, d'une structure assez grêle, craint d'être atteint de phtisie tuberculeuse depuis qu'il a commencé ses cours. Qu'il serait heureux pour lui d'être étranger à la science qu'il cultive ! Rarement l'espoir le console ; à peine ose-t-il former un projet lointain, parce que la mort se présente sans cesse à son esprit troublé. Un catarrhe pulmonaire l'atteint-il, a-t-il un peu de toux, déjà il se voit réduit au dernier degré de l'affection qu'il redoute. Le moment qui suit la digestion est-il suivi d'une plus grande fréquence du poul, alors il croit que la fièvre hectique se déclare, et que l'instant fatal est imminent. Cette cruelle idée le suit partout ; elle empoisonne son existence ; s'il est un moment distrait de sa funeste inquiétude, bientôt il s'en trouve accablé avec plus de force que jamais. Il ose à peine consulter les auteurs qui ont écrit sur la pulmonie, et, s'il ouvre leurs ouvrages, il croit y retrouver tous les symptômes qu'il ressent. Ce malheureux jeune homme, entouré d'une famille adorée, concentre sa mélancolie ; il ne l'avoue qu'à un ami qui le chérit ! Hélas ! S'il n'était pas initié aux mystères de l'art, on pourrait verser quelques consolations dans son âme ; mais c'est en vain qu'on lui démontre que sa respiration est facile, que ses nuits sont tranquilles, que sa santé est bonne, que les catarrhes dont il est quelquefois atteint parcourent leurs périodes avec régularité ; il repousse les avis de l'amitié, et se livre aux sentiments les plus sinistres.

Certes, si celui qui peut juger de la valeur des symptômes qu'il ressent les exagère à un tel point, que fera l'homme qui, tout à fait étranger à la science, lira les ouvrages de l'art ? Combien de chagrins ne se préparera-t-il pas, si ses impressions sont vives, son imagination exaltée, son tempérament mélancolique ! L'observation suivante, extraite d'une thèse soutenue en l'an II, sur le danger des livres de médecine mis à la portée des gens du monde, prouve jusqu'à quel point la lecture d'un ouvrage de l'art peut troubler les idées d'un homme étranger à la science médicale.

Appelé pour donner ses soins à un père de six enfants, qui avait lu le premier volume de l'Avis au peuple, l'auteur (M. Barrey) le trouva persuadé qu'il avait une fluxion de poitrine, quoiqu'il n'en offrît aucun symptôme ; le prétendu malade avait de l'appétit, mais il gardait la diète parce que *Tissot* la prescrivait dans ces maladies. Il fut facile de la désabuser, mais il soutint que, puisqu'il n'avait ni pleurésie, ni péripneumonie, il était attaqué de dysenterie ; cependant, il ne ressentait aucune douleur intestinale, et les selles n'étaient pas fréquentes. On réfuta de nouveau son opinion, et on lui dit que son mal était purement imaginaire ; il se mit alors à pleurer et à s'affecter à un tel point, q'on fut obligé de convenir qu'effectivement, il était incommodé ; mais on lui ajouta que l'affection dont il était atteint était si légère, qu'il pouvait prendre tous les aliments qu'il voudrait. Cette permission l'alarma, il se crut mourant, et, quelques jours après, il convoqua toute sa famille pour faire son testament ; ce ne fut qu'en feignant de lui donner des médicaments actifs, qu'on remplaça par des pilules de mie de pain, et en prescrivant un régime assez rigoureux, qu'on parvînt à le rappeler à son genre de vie ordinaire.

Peut-on juger sainement des maladies qu'on éprouve soi-même, quand il est hors de doute qu'en portant son attention sur les phénomènes qui les dénotent, on les modifie singulièrement ? Rappelons-nous ce que *Morgagni* rapporte dans sa

24ᵉ lettre, d'un célèbre médecin de Bologne : « *Qui cum fortè animadvertisset, sibi pulsum intermittere, ipse autem indè anxius, atque sollicitus quasi id fortuitâ ex causâ esse non posset, identidem, ut fit, digitos ad carpum admoveret, crebriorem semper suo maximo cum moerore fieri intermissionem sentiebat : idem verò postquam meum, quamvis juvenile, non aspernatus consilium, multò rariùs sibi pulsus tentare coepit, eoque minùs suum de his angorem animi augere ; multò rarior intermissio facta est, donec ipso tandem neglectu, prorsùs evanuit.* »

(« *...qui découvrait que son pouls était irrégulier, et qui en était extrêmement inquiet, comme s'il était impossible que cela advienne d'une manière fortuite ; il appliquait souvent ses doigts sur son poignet, et percevait avec la plus grande préoccupation que cette arythmie se produisait de plus en plus souvent. Conformément à mon conseil, qu'il suivit malgré sa jeunesse, il pris son pouls moins fréquemment, ce qui le rendit moins anxieux ; son arythmie diminua graduellement, jusqu'à ce qu'il n'y prête plus aucune attention ; les symptômes cessèrent complètement.* »

Quoiqu'on puisse dire que tous les gens du monde s'abusent sur les phénomènes ordinaires de la vie en lisant les ouvrages de médecine, ce sont surtout les mélancoliques, les hypochondriaques, les hystériques, dont l'imagination ardente les exagère et les dénature. Le père de *Donald Monro*, étudiant sous *Boerhaave*, vit un hypochondriaque qui croyait avoir les maladies que ce célèbre professeur expliquait à chaque leçon ; le moral influait, chez cet homme, tellement sur le physique, qu'on remarquait en lui au moins quelque chose de pareil à la maladie dont il venait d'entendre l'histoire. « Les esprits les plus brillants et les plus cultivés sont aussi ceux, comme le dit M. le professeur *Richerand*, qui, abusant des ressources d'une imagination trop active, créent, sur ce qu'ils ignorent, les hypothèses les moins vraisemblables, et contribuent à propager les plus funestes erreurs. » Il ajoute plus loin : « Ils ont puisé ces erreurs dans le commerce des gens du monde. » J'oserai ajouter qu'on en doit aussi accuser certains livres de l'art.

2.° *Le vulgaire est exposé à puiser des préceptes vicieux dans certains ouvrages d'hygiène dont il ne peut apprécier la valeur.*

Les gens du monde s'embarrassent peu de la bonté des ouvrages de médecine qui tombent sous leurs mains ; que ceux qu'ils consultant contiennent ou non des préceptes utiles, ils n'y donnent pas moins toute leur confiance ; qu'ils lisent que, pour leur santé, il est nécessaire de se faire saigner périodiquement, ou de se purger fréquemment, ils ne manquent pas de se faire ouvrir la veine à de certaines époques, ou de prendre de temps en temps de *petites médecines*. Est-il quelque chose de plus plaisant que ce que Voltaire écrit en ces mots, à la marquise du Deffant, dans sa correspondance générale. « Je suis de l'avis d'un médecin anglais qui disait à la duchesse de Malborough : Madame, ou soyez bien sobre, ou faites beaucoup d'exercice, ou prenez souvent de petites purges domestiques, ou vous serez bien malade. J'ai suivi les conseils de ce médecin, et je ne m'en suis pas mieux porté : cependant vous et moi nous avons vécu assez honnêtement en *prévenant* les maladies par un peu de casse. Je fais monder la mienne, et la fais un peu cuire ; ma dose est d'ordinaire de deux à trois petites cuillerées à café ; quelquefois je fais des infidélités à la casse en faveur de la rhubarbe, car je fais grand cas de tous les petits remèdes qu'on nomme minoratifs. »

Quand on voit un homme aussi éclairé que cet illustre écrivain, *prévenir* ainsi les maladies, et s'appuyer de l'opinion du médecin de la duchesse de Malborough, on croira sans peine, et l'observation le démontre tous les jours, que beaucoup d'autres l'imitent, emploient même des moyens plus actifs, et finissent par détruire la santé qu'ils veulent conserver. Mais admirons la singularité de l'esprit humain ! Si un bon précepte se trouve à côté d'un mauvais, le choix n'est pas ordinairement douteux, le second est bientôt préféré au premier, et on accablera longtemps le nouveau-né de liens qui le gênent, d'un maillot qui l'étouffe, quoiqu'on en ait depuis longtemps prouvé les inconvénients ; tandis que, pleins d'une confiance aveugle, on a vu des pères accueillir avec empressement la doctrine de Jean-Jacques, et plonger dans l'eau à la glace, sous prétexte de la fortifier, l'innocente créature qui ne demandait que les caresses de sa mère.

Mais ce sont surtout ces livres mis à la portée des gens du monde, qui sont dangereux pour l'homme en santé comme pour l'homme malade, et ne doit-on pas partager la juste indignation qu'ils font éprouver à M. le professeur *Richerand* ; car, comme il le fait observer : « Les erreurs y abondent, ou du moins des idées incomplètes, qui sont tout aussi dangereuses que des idées fausses dans une science dont l'application est si délicate. » Ces ouvrages sont des oracles pour le vulgaire, et, après les avoir lus, il se croit capable de se préserver des maladies, ou de les guérir une fois développées. Funeste travers, crédulité absurde qui, comme le dit l'auteur qui vient d'être cité, a coûté la vie à plus d'hommes que la guerre la plus désastreuse ! Mais c'est en vain que les lumières s'élèvent de toutes parts contre de semblables écrits ; il s'en imprime chaque jour de nouveaux, et les affiches du Dictionnaire de médecine et de chirurgie, qui contient des remèdes sûrs contre la goutte, le rhumatisme, la pulmonie, salissent encore les murs de la capitale.

Dangers de la lecture des livres de médecine, pour soi-même, dans l'état de maladie.

1.° On peut se croire assez instruit par la lecture des livres de médecine pour apprécier le mérite de l'homme éclairé aux soins duquel on s'est confié.

2.° On peut confondre avec une autre la maladie dont on est atteint, l'exagérer, s'abuser sur sa gravité ou, si on parvient à la connaître, se traiter d'une manière dangereuse.

3.° Frappé d'une maladie incurable et mortelle, l'homme du monde est exposé à lire dans un ouvrage de l'art le sort cruel dont il est menacé.

1.° *On peut se croire assez instruit par la lecture des livres de médecine pour apprécier le mérite de l'homme éclairé aux soins duquel on s'est confié.*

C'est la même idée que Lebégue de Presle a énoncée en ces termes dans l'ouvrage dont j'ai déjà parlé : « Un autre danger qui résulte de la lecture des ouvrages de l'art, c'est que ceux qui les lisent ont moins confiance dans les conseils des médecins ». A peine fréquente-t-on les gens du monde, qu'on est étonné de les voir raisonner sur la médecine ; établir les hypothèses les plus absurdes, et en tirer des conséquences non moins fausses. A les entendre, l'un a le sang tourné, l'autre a les humeurs en mouvement, telle personne a un lait répandu, etc. etc. Il me semble que ces erreurs ont été puisées dans quelques anciens ouvrages de l'art. Si ces idées erronées n'entraînaient pas à des résultats fâcheux, il serait inutile sans doute de chercher à les combattre ; mais elles sont tellement enracinées dans l'esprit du peuple, que, d'après elles, il se croit assez savant pour porter un jugement solide sur la conduite du praticien ; et comme le dit le célèbre auteur du Traité de l'Expérience : « Tout homme éclairé est sûr de se faire un ennemi de son juge, s'il ne tâche pas de flatter son amour-propre ; et il est en même temps méprisé d'une multitude ignorante, parce qu'il condamne ou ne suit pas ses erreurs ».

Un traité de médecine quelconque, étant mis entre les mains d'un homme étranger à l'art de guérir, devient la base de sa manière de voir et de sa conduite. Que l'on suive dans ses conseils une marche autre que celle que l'auteur lui prescrit, on n'est plus à ses yeux qu'un médecin vulgaire, ou du moins il hésite longtemps s'il suivra la méthode qu'on lui prescrit ou celle que lui trace son livre. La confiance, ce moyen si puissant, diminue bientôt et ne tarde pas à s'évanouir. Combien de fois la lecture d'une dissertation médicale n'a-t-elle pas fait combattre des avis salutaires ! Souvent même un malade ainsi prévenu, semble être convaincu par la solidité de vos raisonnements ; mais il se comporte en sens inverse des conseils qui lui ont été donnés ; d'autres fois il est comme l'enfant que nous dépeint *Horace* :

Cereus in vitium flecti, monitoribus asper.
(Souple comme la cire sous l'influence du vice, et
réfractaire aux conseils.)

La pratique prouve chaque jour cette sentence de *Zimmermann* : « A peine a-t-on ouvert quelques livres, dès l'instant on se croit au niveau des plus grands hommes ».

Mais ce n'est pas sur de simples assertions que je veux étayer mes idées ; l'observation suivante, extraite des Erreurs populaires de M. le professeur *Richerand*, confirmera celles que m'a inspirées cet article.

« Un homme du monde lut l'autre jour, dans une gazette, que la constitution de l'air étant humide, les maladies, par relâchement de la fibre, dominaient, réclamaient l'emploi des fortifiants, et que la saignée était mortelle dans ces maladies. Atteint d'une péripneumonie aiguë, pour avoir bu à la glace, il repoussa avec opiniâtreté l'avis de son médecin ordinaire, qui conseillait une saignée, et mourut victime de la médecine populaire ».

2.° On peut confondre avec une autre la maladie dont on est atteint, l'exagérer, s'abuser sur sa gravité ou, si on parvient à la connaître, se traiter d'une manière dangereuse.

L'homme du monde, un livre de médecine à la main, croit-il pouvoir distinguer les symptômes qu'il éprouve, les classer comme ils méritent de l'être, et, procédant par la voie de l'analyse, rechercher parmi les phénomènes qui ne lui ont pas échappé, ceux qui tiennent à telle affection, ou à telle autre ? Peut-il se flatter qu'une science fondée sur l'étude de la nature lui sera dévoilée par la lecture d'un ouvrage quelconque ? Non, sans doute, il n'atteindra jamais cette hauteur de connaissance, ce tact médical que donne l'expérience, sans laquelle la théorie n'est rien ! Mais encore quelle théorie peut-il espérer acquérir ? Quels que soient les écrits auxquels il s'en rapporte, les idées qu'il y puisera s'en seront pas moins erronées. Ou il consultera ceux qu'on prétend être mis à sa portée, ou ce seront ceux qui ne sont faits que pour les véritables médecins auxquels il donnera sa confiance : dans les premiers, il ne rencontrera que des principes faux ou incomplets ; dans les seconds, les préceptes qu'il y trouvera, rarement il pourra les comprendre ! … pour peu qu'il éprouve un symptôme morbide, il aura recours aux uns ou aux autres, et la première maladie dont il lira la description sera souvent celle qu'il pensera avoir. En effet, combien est-il d'affections qui se rapprochent et se confondent pour tout autre que pour celui qui, à une sage expérience, joint une théorie étendue ? Pourra-t-il jamais reconnaître la cause de la lésion dont il est atteint, celui qui en étudie pour la première fois l'histoire ? Distinguera-t-il une toux déterminée par une irritation gastrique de celle à laquelle une irritation idiopathique du poumon donne naissance ? Quelle différence trouvera-t-il entre des palpitations nerveuses et celles qui dépendent d'un anévrisme du coeur ; entre des nausées ou des vomissements produits par un embarras gastrique, et ceux que déterminent une gastrite, une néphrite, une phlegmasie chronique de l'utérus ? Non, sans doute, le vulgaire ne peut avoir d'idées précises sur les maladies dont il est atteint ; par la lecture des livres de l'art, puisqu'il ne connaît pas la valeur des mots qui y sont employés, puisqu'il ne sait pas leur rapport avec le degré des symptômes, puisqu'il ignore la langue médicale. Car, comme le dit *Zimmermann* : « Il faut savoir lire dans les ouvrages de ceux qui ont ouvert le sein de la nature, et être soi-même en état de pénétrer ces mêmes mystères ». L'homme du monde pourra-t-il jamais apprécier ces nuances légères qui séparent deux affections différentes, et qui réclament quelquefois une méthode opposée ? Quelle sera, par exemple, sa conduite dans une fièvre quelconque ? Il en méconnaîtra indubitablement l'espèce, puisque souvent les phénomènes opposés se touchent ; dès lors le traitement par lequel il voudra la combattre sera vicieux. Il confondra l'oppression des forces de la fièvre angéioténique avec la prostation de la fièvre adynamique. Une intermittente pernicieuse se manifeste, comme rien à ses yeux ne la distingue d'une intermittente ordinaire, confiant en ses propres lumières, il n'appellera pas l'homme de l'art, et le troisième ou le quatrième accès lui fera payer cher sa vanité ridicule. Il se trompera dans les cas les plus simples comme dans ceux où le diagnostic est épineux. Le fait suivant, qui m'a été communiqué par un ami dont je ne puis soupçonner la sincérité, mérite d'être remarqué.

C*** joint à une éducation soignée la manie de consulter des livres de médecine à la moindre indisposition. Ayant cohabité quelque temps avec une femme suspecte, une tumeur se manifeste au niveau de l'anneau inguinal. D'abord indolente, elle est accompagnée quelques jours après d'une inflammation vive ; des nausées se manifestent, le ventre devient douloureux, une fièvre vive se déclare avec des vomissements abondants. A ces symptômes, à la rénitence de la tumeur, qui aurait pu méconnaître une hernie étranglée ? M. C*** ne la reconnut pas (il avait lu, quelques jours avant, un Traité sur les maladies vénériennes) ; il crut avoir un bubon compliqué d'embarras gastrique, dont quelques phénomènes s'étaient en effet déclarés depuis quelques temps ; en conséquence, il prit un vomitif. Bientôt les secousses que produisit ce médicament furent suivies d'une augmentation assez considérable de la tumeur et de symptômes généraux encore plus graves. Deux jours s'étaient écoulés depuis les premiers accidents ; la maladie prenait un aspect fâcheux ; on n'appelait personne, quand heureusement un chirurgien de la connaissance de M. C*** vint le visiter, et le trouva dans l'état le plus dangereux. Il vit bientôt de quoi il s'agissait, et après avoir tenu le malade dans un bain tiède, il eut le bonheur d'opérer la réduction, ce qui fut suivi de la disparition des symptômes.

Tulpius, dans le quatrième livre de ses Observations médicales, rapporte un fait qui prouve jusqu'à quel point le vulgaire peut s'en laisser imposer par la lecture des meilleurs ouvrages de médecine : « *Bartholomeus aethiops, delicatè ae molliter educatus, noluit fractum luxatumque fibulae os à chirurgo dexterrimè in talum iterùm repositum, convenienter, proe animi impotentiâ, ut moris est, deligari, ayque in canalem deponi, veritus nescio quem doloris cruciatum, cujus tamen idcircò nequaquam fuit expers. Ferulâ enim fracturae negligentiùs circumpositâ, fluctuabat non modò os lacerum, verùm permansit quoque, ob tardum, inaequalemque ipsius coalitum, totus aerticulus adeò deformis ac distortus, ut ipsi deinceps numquam licuerit incedere sine scipione, nedum acerbissimo doloris sensu.*

Quo in dies magis ac magis invalescente, ivit tandem solatium qaesitum ex libris Ambrosei Parei ; quibus perperam intellectis, accommodavit surae suae, infortunia, quae auctor ille adstruit sequi fracturam ossis femoris, ignarus morborum similitudines, facilè imponere etiam optimis medicis, nedum artis medicae rudibus, ac planè imperitis.

Quae certè inconsiderata lectio tantùm perterruit hune imparatum agrum : ut animo se angens, confideret certiùs fibulae suae eventuras, quas legerat Pareum femoris fracturae attribuere lamitates. Quae indefessa irrequietae mentis cogitatio ipsum tandem praecipitavit primùm quidem in delirium melancholicum, deindè verò in verum furorem, insidente imaginario hoc infortunio penitius cerebro, quàm ut ullis machinis indè denuò evelleretur. Adeò suos quisque patimur manes, labimurque saepenumerò inscii in inextricabilem errorem ».

(« Barthélemy l'Éthiopien, qui était délicat et bien éduqué, ne savait pas comment faire pour lier habilement et confortablement un péroné brisé et disloqué à la cheville, à cause de la faiblesse de ses connaissances, ni comment faire pour le replacer dans le sillon tarsien, selon l'art, dans la crainte de je ne sais pas quelle douleur atroce, de laquelle il n'était néanmoins nullement prémuni. Car, lorsqu' il plaçait une attelle sur la fracture, d'une manière erronée, non seulement l'os blessé se déplaçait, mais au fil du temps, il se déboîtait, et toute l'articulation devenait si déformée et distordue, qu'ensuite, il ne pouvait plus marcher sans canne, ni sans la sensation la plus amère de la douleur.

Comme cette douleur s'aggravait de jour en jour, il alla finalement chercher le réconfort dans les livres d'Ambroise Paré. En les comprenant mal, cependant, il appliqua malheureusement à son péroné ce que cet auteur avait écrit concernant les fractures du fémur, ignorant les différences entre les blessures , une chose facile à reconnaître pour les meilleurs médecins, mais pas pour ceux qui ne connaissent pas le l'art de la médecine et qui ne sont pas vraiment qualifiés.

Cette lecture mal comprise terrifiait le malade, qui, l'esprit troublé, croyait que le dommage attribué par Paré à une fracture du fémur, arriverait certainement à son péroné. Ce raisonnement continu d'un esprit inquiet le jeta d'abord dans une mélancolie délirante, puis alors dans une véritable folie, et son malheur imaginaire s'installa si profondément dans son cerveau qu'il ne se libéra jamais plus de tels problèmes. Ainsi chacun de nous suit son propre esprit et tombe de nombreuses fois sans le savoir dans l'erreur inextricable. »

Supposé même qu'on parvienne à connaître l'espèce de maladie dont on est atteint, en aura-t-on encore une idée bien précise ? Je ne le crois pas : tantôt on la croira plus grave qu'elle n'est réellement ; d'autres fois on se fera illusion sur son danger, et ce ne sera que bien rarement qu'on pourra en apprécier le degré. Si on exagère l'intensité du mal, les affections tristes dont personne ne conteste les inconvénients, même dans l'état de santé parfaite, peuvent avoir les plus fâcheux effets. C'est ainsi qu'un mélancolique, adonné à la lecture des livres de médecine, étant attaqué d'hémoptysies fréquentes, jointes à une mauvaise conformation du thorax, se croyait toujours aux approches de la mort ; il était tellement inquiet, que je ne doute pas que la rapidité avec laquelle la phtisie pulmonaire fit chez lui des progrès ne tint en grande partie aux craintes vives dont il était tourmenté. Bien plus, la terreur qu'inspire une affection dont on exagère la gravité peut faire recourir à des moyens incendiaires qui augmentent beaucoup l'intensité des symptômes. Si on juge, au contraire, que l'affection dont on est atteint est moins dangereuse qu'elle ne l'est en effet, on néglige d'employer les ressources de l'art, et on peut rendre incurable un mal qu'on aurait pu facilement combattre. Enfin, dans le cas infiniment rare où on saura apprécier son état, quel traitement mettra-t-on en usage lorsqu'on se réglera sur les livres de l'art ? Comme il arrive peu fréquemment que le vulgaire possède des ouvrages dictés par le bon sens et l'étude de la nature, il choisira le plus souvent la méthode la plus empirique et la plus pernicieuse. Redmarquons même qu'aux yeux des gens du monde, les moyens par lesquels on nentrave pas la marche de la nature ne sont que d"un faible prix ; qu'un régime convenable et des médicaments peu actifs sont pour eux bien au-dessous de longues et monstrueuses recettes. Quelle sera la conduite d'un homme étranger à l'art de guérir, dans l'état de maladie, quand, comme le dit M. le professeur *Richerand* : « Il ne tient aucun compte de ces innombrables modifications relatives à lâge, au sexe, au tempérament, à la saison de l'année, au climat et autres différences si nombreuses, qu'on pourrait dire qu"en médecine les cas d'exception sont aussi fréquents que ceux ou la règle doit s'appliquer » ?

J'ai avancé que les gens du monde, nentendant pas les expressions techniques, ne pouvaient par conséquent avoir aucune idée exacte sur les maladies qu'elles désignent. Le fait suivant confirmera cette vérité. J'étais, il y a quelques jours, chez un des amis de mon père, M. M*** : l'aînée de ses demoiselles, qui aux grâces de l'esprit et à l'éducation la plus soignée joint la figure la plus agréable, portait une de ces petites tumeurs qui se développent dans le tissus cellulaire lâche des paupières. On me demanda ce que je pensais de cette légère affection : je répondis que rien ne devait inquiéter, et que c'était un petit kyste dont la guérison s'obtiendrait avec facilité. Ce mot *kyste*, qui m'était échappé, la frappa ; elle le confondit avec celui de squirrhe, dont elle avait lu l'histoire dans le Dictionnaire des Sciences médicales, à l'article *cancer* ; elle relut alors avec attention ce qu'elle n'avait fait que parcourir, et conçut les craintes les plus vives. Quelques jours après, où j'eus occasion de la revoir, elle me fit part de ses inquiétudes, qu'il me fut facile de détruire.

Le vulgaire pense-t-il pouvoir se guérir lui-même quand il est prouvé que, quoique réunissant toutes les connaissances possibles, on ne peut être bon médecin quand il s'agit de ses propres affections ? *Stoll*, dans sa Médecine pratique, en décrivant une maladie dont il a été affecté, s'exprime en ces termes : « *Novi non paucos qui pessimam sibimet medicinam fecerant, et quosdam etiam, qui funestam, in re non abstrusa nec difficili, ubi aliis omnibus profuissent, praeterquam sibi ; fuit qui, ob levem cephalalgiam, imminentis coryzae nuciam, sanguinem copiosissimum ad animi deliquium usque sibi eduxit, valetudine cam tantam jacturam gravissimè perferente, et diù posthac attritâ. Is apoplexiam sibi instare falsò existimabat, quam opinionem in alio ejusdem secum ipso habitus facilè explosisset. Alium novi et libris celebrem et artis usu, qui ob eundem apoplexiae metum, à quâ erat, si quisquam alius, elienus, à multis annis, omni fermè mense phlebotomiam unam, quin et alteram celebravit ; atque imaginarium mortis genus in aliud commutavit non fictum, immemor illius :*

Nonne haec stultitia est, ne moriare, mori ? »

(J'ai connu beaucoup d'hommes qui se sont administré le pire des médicaments, ainsi que d'autres qui ont pris un médicament mortel dans un un cas qui n'était ni inconnu ni difficile, et pour lequel quelqu'un d'autre aurait pu les aider sauf eux-mêmes. Il y en avait un qui, à cause d'une légère cephalée, pensant que c'était un signe de coryza imminent, se préleva par saignée une grande quantité de sang au point de devenir inconscient, infligeant un tel coup à sa santé qu'il n'a jamais récupéré. Il pensait à tort qu'il allait avoir une apoplexie, opinion qu'il aurait facilement pu rejeter. J'ai connu un autre homme, célèbre pour son érudition et son talent artistique, qui, à cause de la même peur des apoplexies, auxquelles il n'était pas du tout sujet, réalisait une forme ou une autre de phlebotomie presque tous les mois, durant plusieurs années et a fini par transformer cette forme imaginaire de mort en une autre forme qui

n'était pas, elle, une fiction, en oubliant le dicton suivant :

N'est-ce pas une folie de mourir en tentant d'empêcher la mort ?)

Dans d'autres cas, on a vu des médecins s'abuser sur leur état, et courir à une mort dont un bon régime et un traitement bien entendu auraient pu les préserver. Sans expérience, on ne peut être médecin, on ne peut avoir de véritable expérience sans bonne théorie, on ne peut posséder de bonne théorie sans discerner les bons d'avec les mauvais auteurs, ou en ne consultant que des ouvrages imparfaits ; quelle est donc la vanité de celui qui prétend pouvoir se traiter lui-même, après avoir lu un ouvrage mis ou non à la portée du vulgaire, et dont il ne connaît pas le mérite ? Peut-il ne pas devenir dangereux pour lui-même, quand il n'a aucune des conditions nécessaires à l'homme de l'art, et quand, supposée même la connaissance la plus approfondie des maladies, il ne pourrait se diriger avec méthode dans la curation des affections dont il est atteint ? Disons, avec l'auteur des erreurs populaires : « qu'il n'est pas de science moins accessible pour les gens du monde, et dont l'application soit à la fois plus difficile et plus dangereuse. »

3.° *Frappé d'une maladie incurable et mortelle, l'homme du monde est exposé à lire dans un ouvrage de l'art le sort cruel dont il est menacé.*

Quelque difficile que soit l'étude des maladies, quelque épineux qu'en soit le diagnostic, il en est néanmoins parmi elles dont l'existence peut être constatée lorsqu'on en lit la description, et il est à remarquer que ce sont souvent les plus rebelles et les plus graves qu'on peut reconnaître avec le plus de facilité. Qui pourra, s'il en étudie l'histoire, méconnaître un cancer externe ulcéré ; ne pas établir la fâcheuse distinction entre un abcès par congestion et celui qui tient à une cause locale, etc. ? Inhabile à établir sur les maladies curables un pronostic dont il pourrait tirer parti, le vulgaire peut donc distinguer certaines affections où la nature et l'art sont également impuissants. Mais quand bien même les livres de médecine ne découvriraient pas ces affections trop nombreuses où tout espoir de guérison est anéanti, le médecin peut les nommer par inadvertance, et à peine est-il éloigné, que ces écrits sont consultés avec avidité ; car comme le remarque M. le professeur *Richerand* : « Ce penchant si naturel à l'homme, de rechercher ce qu'il ne comprend pas, s'augmente toujours dans la faiblesse produite par la maladie. » Le malade ouvre l'ouvrage qui doit l'éclairer sur les dangers qui le menacent ; là, rien n'est ménagé, l'affreuse vérité se montre dans tout son jour, et il ne trouve rien qui puisse ranimer son espérance ; l'article qui lui prédit une mort inévitable est cent fois consulté ; il le lit et le lit encore, et, à chaque instant, il ajoute à son inquiétude ; il devient triste sans en avouer la cause ; couché sur un lit de douleur, nulle distraction ne le tire de se sombres idées ; son esprit inquiet aggrave même les périls auxquels il est exposé, et le sort dont il est menacé se présente sans cesse à son imagination troublée. L'oeil morne, abattu, sa physionomie est l'image de la douleur ; chaque jour augmente et ses craintes et ses souffrances, parce que chaque jour, ou plutôt chaque minute, l'ouvrage funeste est consulté, et fournit de nouveaux sujets de terreur ; le chagrin dont il est dévoré hâte le terme de ses jours, le mal fait des progrès rapides, et il voit arriver avec horreur le moment où l'heure dernière va sonner ; plus de confiance aux soins du médecin philanthrope, ses avis sont méprisés ; le régime qu'il conseille pour prolonger l'existence, les médicaments qu'il donne pour apaiser les douleurs, tous les moyens palliatifs ne sont plus mis en usage, parce que le malade apprend dans son livre qu'ils ne peuvent le guérir ! C'est alors que, désespérant des secours de l'art, il se livre à des charlatans déhontés qui épuisent les sources de la vie, et hâtent le dernier moment. Imprudent ! Quel avantage as-tu puisé dans ta lecture pernicieuse ? A quoi ta curiosité dangereuse t'a-t-elle réduit ! Combien gémis-tu sur ta folle témérité ! Tu voudrais que l'ouvrage fatal n'eût jamais existé ; mais il n'est plus temps, le coup est porté, et rien ne peut te tirer de tes inquiétudes déchirantes !

C'est à vous que je m'adresse, hommes éclairés qui avez approfondi l'étude de la nature, et qui, frappés d'une maladie mortelle, en connaissez toute la gravité ! Si cette philosophie qui vous distingue ne vous rendait moins cruelles les approches de la mort, quelle serait l'horreur de votre destin ! Combien est-il peu d'individus qui puissent la posséder cette philosophie qui apprend à regarder d'un oeil serein la cessation de l'existence, quand la conscience est exempte de reproches !

Je le demande au praticien qui porte un oeil observateur dans le bel art qu'il cultive ; ce que je viens de dire est-il exagéré ? En approchant du lit du malade, n'a-t-il pas vu comme tout était observé, jusqu'à ses gestes ? Rien n'échappe à l'homme souffrant ; le langage muet de la physionomie porte dans son coeur, ou la consolation, ou le chagrin ; si la sérénité se peint sur le front de son médecin, l'espérance renaît dans son coeur, la sombre inquiétude fait place à la douce confiance, son âme s'épanouit, et les peines qui l'accablaient semblent se dissiper. Mais qu'un mot échappé, qu'un visage attristé, démentent des paroles consolatrices, la terreur succède à l'espoir, l'imagination s'échauffe, interprète à son désavantage toutes les questions qu'on a pu faire, et les idées les plus sinistres aggravent l'état pathologique. On convient généralement des inconvénients qui peuvent résulter d'une indiscrétion ; croira-t-on qu'un livre de l'art, entre les mains du vulgaire, soit moins dangereux ? Non sans doute, l'observation suivante nous en fournira la preuve.

B..., capitaine et ex-commandant de la place de ..., marié à une épouse chérie dont il a eu des enfants adorés, n'avait jamais contracté de maladie vénérienne. Sa santé florissante semblait lui promettre une longue carrière, et ses moeurs douces faisaient le bonheur de sa famille et de ses amis. Sans avoir jamais commis d'excès, sans aucune affection inflammatoire antécédente, M. B... vit peu à peu le testicule droit augmenter de volume, prendre en même temps de la dureté, surtout vers l'épididyme. Les fondants de toute espèce furent en vain mis en usage, et la tumeur indolente restait presque stationnaire. On lui conseilla d'aller à Paris, et de consulter les praticiens de la capitale. Il y vint en effet ; et comme le cordon était sain, M. le professeur *Dubois* l'engagea à entrer dans la maison de santé du faubourg St.-Martin, et à se faire opérer. Le malade s'y décidait, quand les événements politiques de l'année 1815 forcèrent M. B... à retourner au poste qui lui était désigné. Il partit donc, ne soupçonnant rien sur la gravité de sa maladie. Trois mois s'écoulèrent pendant lesquels il ne put venir soigner sa santé : alors l'engorgement fit des progrès, se propagea très haut du côté de l'anneau, et finit même par envahir le cordon jusqu'au-dessus de cette ouverture. De retour à Paris, j'eus l'occasion de le voir, et fus bientôt convaincu que le mal était sans ressources. Je l'engageai à ne pas demander l'opération ; j'ajoutai que l'affection pouvait durer très longtemps sans faire de progrès, et lui conseillai de s'en tenir à des remèdes internes, que déjà on lui avait administrés. Cependant il voulut entrer à l'hospice, où on lui répéta ce que je lui avais dit, et on lui annonça avec ménagement que l'extirpation n'était plus praticable. Il était inquiet ; dans l'intention de lui rendre le calme, je le priai de voir M. le professeur *Boyer*, que je prévins de la situation du capitaine ; ce praticien eut la bonté d'applaudir à mon intention, et le lendemain il le rassura complètement. Les choses étaient en cet état, la tumeur quoique volumineuse, ne causait que peu de douleurs, quand une dissertation sur le sarcocèle tombe dans les mains de M. B... ; il la lit avec avidité, apprend son sort, voit qu'une mort cruelle le menace, et qu'il ne peut l'éviter. Dès lors sa tranquillité est pour jamais bannie, la terreur est à son comble ; dans la solitude, il verse des pleurs qu'il dérobe à sa famille désolée, à laquelle il ne peut laisser de fortune ; les symptômes prennent chque jour de l'intensité ; et on peut appliquer à ce malheureux le tableau que j'ai tracé, si ce n'est que la douceur de son caractère le rend toujours plus cher à ses amis et à sa famille infortunée !

Je crois que les observations que j'ai rapportées suffisent pour prouver le danger qui résulte pour soi-même de la lecture des livres de médecine ; la suite va nous faire voir qu'elle n'est pas moins pernicieuse pour les autres hommes.

Dangers de la lecture des livres de médecine pour les autres hommes, dans l'état de santé ou de maladie.

1.° On peut croire et leur persuader qu'ils sont atteints d'une maladie qui n'existe pas.

2.° On est exposé à confondre avec d'autres les affections qui les affligent, à exagérer leur gravité, à s'abuser sur leur danger, à les traiter mal.

3.° La lecture d'un livre de médecine peut engager à déprécier le médecin instruit aux yeux du malade.

4.° On peut enfin instruire un malheureux sur l'existence d'une maladie incurable et mortelle.

Je ne traiterai pas séparément de chacun de ces inconvénients, qui se rapportent en grande partie à ceux que j'ai reconnu pouvoir résulter pour soi-même de la lecture des ouvrages de médecine ; je me bornerai à les envisager d'une manière générale.

Quand on réfléchit sur la difficulté du diagnostic, quand on se rappelle la sensibilité exaltée de quelques individus et la manie qu'ont quelques autres de se plaindre sans cesse, n'est-on pas convaincu que souvent le vulgaire, imbu des préceptes qu'il a puisés dans les livres de l'art, peut croire que les personnes qui l'intéressent, ou qu'il connaît, sont atteints d'une affection dont jamais ils n'ont offert le moindre symptôme ? Combien de fois ne voit-on pas dans le monde des gens se mêler d'une science qu'ils ignorent, et prétendre reconnaître les maladies, parce qu'ils ont lu l'histoire de ces affections ! J'ai vu un jeune officier qui, s'étant déchiré le frein du pénis, avait consulté un de ses camarades qui possédait un traité sur les maladies vénériennes. Celui-ci avait déjà fait prendre quelques doses de sublimé, quand on me demanda mon avis. Je fus bientôt convaincu, par les réponses qu'on fit à mes questions, que l'excoriation qui avait été entretenue par la malpropreté n'était pas siphilitique. Je fis en conséquence cesser un traitement qui n'eût même pas convenu dans le cas où l'infection eût été réelle, car la poitrine délicate de ce militaire demandait les plus grands ménagements. J'ai connu aussi un homme doué de la santé la plus brillante, et qui était continuellement tourmenté par sa femme pour prendre un émétique et deux purgations, parce qu'elle croyait qu'il existait chez lui des saburres gastriques ; elle le fatiguait tellement avec un livre de médecine populaire dont elle lui parlait sans cesse, qu'il prit le parti de le brûler. Heureux les hommes, si tous étaient aussi sages !

Si les gens du monde éprouvent de la difficulté à reconnaître la maladie dont ils sont eux-mêmes atteints, cette difficulté augmente encore quand il s'agit de la santé des autres. Ils cherchent à apprécier les symptômes que ceux-ci éprouvent : le peuvent-ils faire quand ils ne les connaissent qu'imparfaitement ? Mais s'ils sont plus embarrassés sur le diagnostic, ils le sont moins sur le traitement. On est timide pour soi, on devient téméraire dans la cure des autres. Tel qui redoutera pour lui-même un vomitif n'hésitera pas à le donner à celui qui lui est indifférent. Mais c'est ici le moindre des maux qui peuvent résulter de cette espèce de charlatanisme. Tous les hommes ne sont pas dirigés par les mêmes vues. Les uns ne tendent en effet qu'à soulager leurs semblables ; ceux-là sont moins à craindre, ils sont plus réservés dans les moyens qu'ils mettent en usage, et ne négligent pas d'appeler les gens de l'art, qui quelquefois ne peuvent qu'applaudir à leur conduite. Mais d'autres, dirigés par un espoir de lucre condamnable, osent traiter le paisible habitant des campagnes et le citadin opulent. Ces derniers n'épargnent ni la santé, ni la bourse ; ils ne vont jamais en tremblant. Comme ils ne savent rien au-delà du livre qui les dirige, ils ne sont jamais inquiets quand ils pensent avoir fait ce que le livre leur conseille : émétiques, purgatifs, saignées, tout est employé, parce qu'ils ne voient jamais une maladie de peu de conséquence ; ils exagèrent le danger et à eux-mêmes et au malade ; et celui-ci est bienheureux quand il peut échapper aux mains vénales du charlatan. Mais qui sait si ces gens qui consultant des traités de matière médicale, de pharmacie, de chimie, etc., n'en peuvent pas faire encore un usage plus pernicieux ? Qui osera dire qu'une main criminelle n'augmentera pas la dose d'un médicament dont l'énergie est connue, et qu'elle n'en préparera pas un poison mortel ; qu'elle ne donnera pas à une mère coupable le breuvage qui va faire périr l'innocente créature qu'elle porte dans son sein ? La société entière a donc intérêt de bannir des ouvrages qui ne sont pas faits pour elle ; elle doit donc se défier de quiconque en abusera.

Bien loin de moi sans doute de blâmer le zèle charitable de quelques individus qui ne veulent tirer d'autre parti des livres de médecine que celui dêtre utiles à l'humanité ! Mais je leur demanderai quel fruit ils en peuvent tirer. S'ils prescrivent des moyens actifs, leur conscience doit les empêcher de s'en servir, dans la crainte d'en faire une application vicieuse ; s'ils conseillent des boissons délayantes, ils n'ont pas besoin de ces ouvrages ; la nature et la raison suffisent le plus souvent pour les leur indiquer. Je leur dirai avec *Zimmermann* « que c'est être l'ennemi juré d'un malade que de prétendre le guérir sans connaître jusqu'à un certain point la nature de sa maladie, tant par les causes, les signes, que par son état antécédent et son état actuel. »

C'est principalement cette aimable moitié du genre humain que la nature bienfaisante a douée de cette âme sensible qui compatit aux maux dont sans cesse nous sommes accablés, qui soulage nos peines, et qui sème de fleurs le chemin épineux de la vie ; c'est la femme surtout qui, n'appréciant pas la difficulté de l'art de guérir, croit pouvoir remédier aux maux qui nous affligent. Mais pourquoi veut-elle employer des médicaments dont elle ne connaît ni l'énergie, ni les propriétés ? La douceur de ses paroles consolatrices, ces petits soins qu'elle sait rendre si chers, et qui n'appartiennent qu'à elle, ces tendres attentions, dont elle seule est susceptible, sont plus précieux à l'homme souffrant que les drogues qu'elle administrerait souvent mal à propos. C'est à toi, ma bonne mère, que ton fils expirant dut le retour à la vie, quand une maladie mortelle allait l'arracher à ta tendresse ! Combien tes caresses chéries dûrent-elles contribuer à hâter la fin de sa longue convalescence ! J'étais bien jeune alors ; mais le doux souvenir de tes soins maternels se retracera toujours avec un plaisir nouveau à mon coeur reconnaissant !

Que ceux qui, guidés par l'amour de l'humanité, veulent soigner des malades avec des ouvrages de médecine ; que les curés des campagnes se rappellent que la science du médecin se compose de la réunion d'une foule d'autres ; que la contemplation de la nature est le livre qu'il ne faut jamais cesser d'approfondir ; que les études accessoires sont d'une utilité indispensable ; que, pour posséder l'art de guérir, il faut à des dispositions naturelles, à la théorie des maladies, joindre l'observation au lit du malade, et unir à la connaissance des médicaments celle de l'organisation du corps humain, des âges, des lieux, des tempéraments, etc.

Je pourrais citer sans doute des faits nombreux par lesquels je prouverais quel usage inconsidéré on peut faire de la lecture des ouvrages de médecine quand il s'agit de la santé des autres ; je pourrais mettre hors de toute espèce de doute que la mort des malades en a été fréquemment la suite ; mais que dirais-je qui n'ait frappé les yeux des praticiens, et même des gens du monde ! Il n'est pas d'homme sensé qui, en y réfléchissant, ne sente les inconvénients graves qui peuvent résulter d'une application erronée des principes de l'art, et qui ne voie que cette application ne peut être juste pour celui qui n'a pas l'habitude d'observer, et qui ne puise le plus souvent sa théorie que dans des ouvrages imparfaits, s'ils ne sont vicieux.

Un autre abus aussi fréquent que funeste, et qui résulte de la lecture des ouvrages de médecine par le vulgaire, c'est que, dans le début d'une affection grave, dont les premiers symptômes paraissent peu intenses, on néglige d'appeler l'homme de l'art, parce qu'on pense que la maladie est légère. On s'imagine pouvoir se passer de ses soins : vain espoir ! Trop tard on aperçoit sa faute ; on a recours à lui, mais alors il n'est plus temps.

Celui qui connaît à fond l'esprit humain, qui sait ce que peut la confiance et sur le physique et sur le moral, et qui n'ignore pas avec quelle facilité elle s'évanouit, sera convaincu que l'homme du monde qui a lu un livre de médecine pourra inspirer à un malade des doutes sur le savoir et l'habileté de celui qui dirige sa santé, et sentira les inconvénients qui peuvent en naître. Qui ne désire en effet faire partager aux autres sa manière de voir ? La faiblesse d'esprit qui résulte de l'état pathologique dispose à écouter aveuglément les avis bons ou mauvais qu'on donne. J'ai déjà remarqué quel jugement le vulgaire portait sur le médecin le plus habile, quand il se réglait d'après des ouvrages de l'art. J'ai démontré que, quelle que fût la méthode qu'on mît en usage, rarement on obtenait son suffrage. Que celui qui est imbu des idées vicieuses qu'il a puisées dans ces écrits les communique au malade ; ce dernier méprise les conseils qu'on lui a donnés, ou s'il les suit, il le fait sans espérance de succès : ce manque d'espérance suffirait seul pour faire échouer les moyens les plus sagement administrés.

C'est surtout dans la mélancolie, l'hypochondrie, l'hystérie, où le traitement moral est d'une si haute importance, que la confiance est nécessaire ; mais c'est là où elle est détruite avec le plus de facilité, et où les inconvénients les plus graves peuvent naître de sa perte. Je me rappelle avoir entendu citer par un des professeurs de cette Ecole une observation curieuse, que je vais retracer autant que me le permettra ma mémoire.

Un Anglais, hypochondriaque au dernier degré, avait en vain consulté les premiers médecins de Londres, qui lui conseillèrent enfin de voyager, et d'implorer les avis des praticiens français. Il vint en effet à Paris, et ce fut à M. *Dumoulin* qu'il s'adressa. Ce médecin habile vit bientôt que, dans un semblable cas, la médecine morale était beaucoup plus utile que les drogues, et que l'hygiène fournissait plus de ressources que la pharmacie ; il sentit aussi que, s'il annonçait au malade que les médicaments étaient inutiles, celui-ci n'en tiendrait compte ; et cette considération lui fit prendre la marche suivante. Il écrivit une longue série de substances différentes, qu'il prescrivit sous forme de bols, assura que ce remède était infaillible, et envoya l'hypochondriaque chez un pharmacien, averti d'avance de remplacer par des pilules de mie de pain celles dont il recevrait la monstrueuse formule : il ajouta que les voyages, la dissipation, l'exercice, devaient aider puissamment l'action énergique de sa recette, et engagea l'Anglais à parcourir l'Italie. L'usage de ces moyens puissants fut suivi, six mois après, d'un retour parfait à la santé, et l'hypochondriaque revint à Paris remercier M. *Dumoulin* de ses soins salutaires. Celui-ci se reprochant jusqu'à un certain point son stratagème innocent, eut l'imprudence de l'avouer... Dès lors le prétendu malade se croit mal guéri ; l'hypochondrie se renouvelle : il retourne en Angleterre ; un an après, il n'était plus.

Quel est celui qui, après un fait semblable, pourrait me contester que, faire perdre à un malade la confiance qu'il a dans son médecin et dans le traitement qu'on lui administre, n'est pas assez pour anéantir l'action des moyens les mieux dirigés ? Mais que sert-il d'établir des raisonnements, et de citer des observations sur une vérité bien reconnue ? Chercher à prouver une chose sur laquelle on est universellement d'accord, ce serait fatiguer inutilement mes lecteurs.

Il est encore une autre espèce d'inconvénient qui peut résulter pour les autres de la lecture des ouvrages de médecine ; c'est celui d'instruire un malade sur l'existence d'une affection incurable et mortelle. Ce que j'ai dit relativement à ce genre de danger pour soi-même trouve ici naturellement son application : je crois donc pouvoir me dispenser de revenir sur cet article.

CONCLUSION

1.° Les ouvrages de médecine, quels qu'ils soient, ne peuvent être utiles aux gens du monde, qui n'y puisent que des préceptes vicieux, puisqu'ils ne comprennent pas les livres qui ne sont faits que pour les véritables médecins, et puisqu'ils ne trouvent dans ceux qu'on prétend être mis à leur portée que des idées incomplètes.

2.° C'est surtout pour les individus hypochondriaques, hystériques, mélancoliques, que la lecture des descriptions de maladies peut être dangereuse.

3.° Le vulgaire peut commettre les erreurs les plus graves sur la nature et le traitement des maladies, en se dirigeant d'après les ouvrages de l'art.

4.° Quels que soient les livres qu'il consulte, l'homme du monde ne peut juger sainement sur le traitement des maladies dont il est atteint, puisque, comme le dit *Stoll*, on ne peut être bon médecin dans ses propres affections.

5.° La lecture d'un ouvrage de médecine peut instruire un malheureux atteint d'une lésion mortelle et incurable sur les dangers qui le menacent et qu'il ne peut éviter, et par là accélérer sa perte et ajouter à ses tourments ; tandis que le médecin doit tâcher et de retarder l'une et de diminuer les autres.

6.° Il est contraire à l'humanité d'appliquer aux autres hommes des préceptes dont on peut faire une mauvaise application.

7.° Il est de l'intérêt de la société de ne pas laisser dans des mains inhabiles des livres de pharmacie, de matière médicale, etc., dont le crime pourrait tirer parti.

Telles sont les idées que m'ont inspirées les observations que j'ai citées. Je suis loin de penser avoir traité un sujet si important comme il mériterait de l'être. Il serait sans doute à désirer que les inconvénients que j'ai signalés et que ceux qui m'ont échappé soient traités par une plume plus exercée que la mienne : l'indulgence de mes juges m'inspire seule quelque confiance, et c'est en l'implorant que j'ose leur présenter ce faible essai.

Dépôt légal
4ème trimestre 2018
Éditions Nielrow

www.ingramcontent.com/pod-product-compliance
Lightning Source LLC
Chambersburg PA
CBHW071326200326
41520CB00013B/2877